Nipun Saproo
Ashima Badyal
Sanjeev Kumar

Carga da diabetes

Nipun Saproo
Ashima Badyal
Sanjeev Kumar

Carga da diabetes

Um desafio de diagnóstico

ScienciaScripts

Cover image: www.ingimage.com

This book is a translation from the original published under ISBN 978-620-2-30796-3.

Publisher:
Sciencia Scripts
is a trademark of
Dodo Books Indian Ocean Ltd. and OmniScriptum S.R.L publishing group

120 High Road, East Finchley, London, N2 9ED, United Kingdom
Str. Armeneasca 28/1, office 1, Chisinau MD-2012, Republic of Moldova, Europe
Printed at: see last page
ISBN: 978-620-8-04169-4

ÍNDICE DE CONTEÚDO

PESO DA DIABETES: UM DESAFIO DE DIAGNÓSTICO

INTRODUÇÃO

A diabetes mellitus é um grupo heterogéneo de doenças metabólicas caracterizadas por hiperglicemia crónica com perturbação do metabolismo dos hidratos de carbono, das gorduras e das proteínas, resultante de defeitos na secreção de insulina, na ação da insulina ou em ambas. O efeito da diabetes mellitus inclui danos a longo prazo, disfunção e falência de vários órgãos, olhos, rins, nervos, coração e vasos sanguíneos. Vários tipos distintos de diabetes mellitus são causados por uma interação complexa de factores genéticos e ambientais **(OMS, 2013)**.

A grande maioria dos casos de diabetes enquadra-se em duas grandes categorias etiopatogénicas - os que têm pouca ou nenhuma capacidade endógena de secreção de insulina (IDDM ou diabetes mellitus tipo 1) e os que mantêm a capacidade endógena de secreção de insulina, mas têm uma combinação de resistência à ação da insulina e uma resposta compensatória inadequada de secreção de insulina (NIDDM ou diabetes mellitus tipo 2) **(ADA, 2004)**.

No ano de 2013, havia 382 milhões de pessoas a viver com diabetes. Outros 316 milhões com tolerância à glucose diminuída estavam em risco elevado de contrair a doença - um número que deverá atingir 471 milhões em 2035. Um número impressionante de 80% das pessoas com diabetes vive em países de baixo e médio rendimento, e as pessoas socialmente desfavorecidas de qualquer país são as mais vulneráveis à doença. Os novos focos de diabetes incluem países do Médio Oriente, do Pacífico Ocidental, da África Subsariana e do Sudeste Asiático (incluindo a Índia), onde o desenvolvimento económico transformou os estilos de vida. No final de 2013, a diabetes tinha causado 5,1 milhões de mortes. Sem uma ação concertada para prevenir a diabetes, em menos de 25 anos haverá 592 milhões de pessoas a viver com a doença. A maioria desses casos poderia ser evitada **(Hirst, 2013)**.

A diabetes tipo 2 é responsável por cerca de 90 a 95% de todos os casos diagnosticados de diabetes **(ADA, 2002)**. Estudos sugerem que, aquando do diagnóstico, o doente típico com diabetes mellitus tipo 2 tem diabetes há pelo menos 4 a 7 anos **(Kim *et al.*, 2011)**. Entre os pacientes com diabetes mellitus tipo 2, acredita-se que 25% tenham retinopatia, 9% nefropatia e 8% neuropatia no momento do diagnóstico **(Frank, 2011))**.

Daruka (2015) também referiu que, para além do coma hiperosmolar e da cetoacidose, os doentes com diabetes tipo 2 podem apresentar doenças cardiovasculares, nefropatia, retinopatia e polineuropatia.

Os micronutrientes têm sido investigados como agentes potenciais, preventivos e terapêuticos para a diabetes mellitus tipo 2 e as suas complicações **(Mooradian *et al.*, 1994)**. Em particular, a diabetes demonstrou estar associada a anomalias no metabolismo do zinco, crómio, cobre, magnésio e manganésio **(Walter e Bhandarkar, 1981)**. Destes, o magnésio tem sido investigado como um eletrólito clinicamente significativo, para uma política global a longo prazo destinada a reduzir o peso da diabetes mellitus, com novas descobertas e investigações **(ADA, 2004)**.

Foi demonstrado que o ião magnésio desempenha um papel importante no metabolismo dos hidratos de carbono, activando vários sistemas enzimáticos e ajudando a insulina na sua ação. O magnésio, o quarto catião mais comum no organismo, está estabelecido como um eletrólito central num grande número de reacções metabólicas celulares, incluindo a síntese de ADN e de proteínas, a neurotransmissão e a ligação aos receptores hormonais. É um componente da GTPase e um cofator da Na^+ / K^+ -ATPase, da adenilato ciclase e da fosfofrutoquinase **(Baig *et al.*, 2012)**.

O magnésio é um cofator em mais de 300 sistemas enzimáticos celulares e tem um papel fundamental no metabolismo celular. O reconhecimento de que a deficiência ou o excesso de Mg podem estar associados a consequências clínicas significativas resultou num interesse crescente na utilidade da medição do Mg sérico **(Elin, 1987)**. O magnésio é um catião intracelular importante que se distribui por três compartimentos principais: fase mineral dos ossos (65%), espaço intracelular (34%) e fluido extracelular (1%) **(Gums, 1987)**.

O magnésio é essencial para a secreção de insulina, interação com o recetor de insulina, eventos pós-receptores (envolvendo fosforilação mediada por tirosina quinase) e utilização normal de hidratos de carbono (por enzimas dependentes de Mg). O comprometimento destas funções conduz à resistência à insulina na hipomagnesémia, para a qual contribuem (a) Hiperglicemia que leva à diminuição dos níveis celulares de Mg, independente dos níveis de insulina **(Phuong-Chi *et al.*, 2007)**, (b) A diurese osmótica leva ao aumento das perdas urinárias de Mg **(Hans *et al.*, 2002)**; e (c) O uso concomitante de diuréticos e agentes hipolipidémicos também aumenta a perda urinária de Mg **(Badyal *et al.*, 2011)**.

A hipomagnesémia é uma caraterística comum em doentes com diabetes tipo 2. Embora a diabetes possa induzir hipomagnesemia, a deficiência de magnésio também foi proposta como um fator de risco para a diabetes mellitus tipo 2. O magnésio é um cofator necessário para várias enzimas que desempenham um papel importante no metabolismo da glicose. Alguns estudos metabólicos de curta duração sugerem que a suplementação com magnésio tem um efeito benéfico na ação da insulina e no metabolismo da glicose **(Lopez-Riduara *et al.*, 2003)**.

Os investigadores encontraram uma associação entre os níveis de magnésio e as doenças cardiovasculares e a hipertensão, provavelmente como resultado do mecanismo bioquímico comum subjacente aos danos observados em cada uma das doenças e têm um impacto negativo na homeostase da glucose, bem como na evolução de complicações como a retinopatia, a trombose e a hipertensão **(Badyal *et al.*, 2011)**.

A hipomagnesemia pode induzir ou agravar a diabetes existente através da alteração do transporte celular de glicose, da redução da secreção pancreática de insulina, de uma sinalização pós-recetor de insulina deficiente ou de interações alteradas com os receptores. À medida que o nível médio de magnésio diminui, a gravidade da retinopatia aumenta **(Grafton e Baxter, 1992)**.

Estima-se que 25 a 39% das pessoas com diabetes têm concentrações baixas de magnésio no soro **(Nadler *et al.*, 1992)**. Em termos de diferença de género, estudos independentes relataram uma maior incidência de hipomagnesemia nas mulheres em comparação com os homens, numa proporção de 2:1 **(Sheehan, 1992)**. Além disso, os homens com diabetes podem ter níveis mais elevados de Mg ionizado **(Mikhail e Ehsanipoor, 1999)**.

A associação entre a diabetes mellitus e a hipomagnesemia tem um impacto muito grande no controlo da diabetes e nas suas complicações. A etiologia da hipomagnesémia não pode ser claramente explicada e os níveis séricos de magnésio demonstraram estar inversamente relacionados com a gravidade da diabetes **(Nasir *et al.*, 2008)**. A hipomagnesemia tem sido associada a um mau controlo glicémico, a doenças das artérias coronárias, à hipertensão e à retinopatia diabética, à nefropatia, à neuropatia e às ulcerações nos pés **(Phuong-Chi *et al.*, 2007)**.

A libertação de insulina causada por um desafio de glucose depende em parte de uma quantidade adequada de magnésio. A insulina, através da sua interação com os receptores associados à proteína tirosina quinase activada pelo ligando, inicia uma cascata de interações bioquímicas que resultam em vários eventos fisiológicos, bioquímicos e moleculares envolvidos no metabolismo dos hidratos de carbono, lípidos e proteínas **(Lefebvre e Scheen, 1995)**. Embora a ligação da insulina ao seu recetor não pareça ser alterada pelo estado do magnésio, a capacidade da insulina, uma vez ligada ao recetor, para ativar a tirosina quinase é reduzida nos estados de hipomagnesemia **(Suarez, 1993)**. Consequentemente, a captação e a oxidação periféricas da glucose são frequentemente observadas em indivíduos com hipomagnesemia. Em doentes com DM, observam-se diminuições nas actividades enzimáticas de várias vias metabólicas, em resultado da deficiência relativa de magnésio **(Laughlin e Thompson, 1996)**.

A retinopatia diabética tem sido classificada por vários métodos, mas a classificação mais comummente aceite é a da Escala Internacional de Retinopatia Clínica Diabética, que classifica a retinopatia diabética em Retinopatia Diabética Não Proliferativa (RNDP) e Retinopatia Diabética Proliferativa (RDP) **(OMS, 2005)**.

A causa exacta da hipomagnesemia diabética é ainda desconhecida, mas um aumento da perda urinária de magnésio pode contribuir para ela. Foi relatado que a hipomagnesémia ocorre com maior frequência em doentes com diabetes de tipo 2 em comparação com os seus homólogos sem diabetes. Apesar dos numerosos relatórios que associam a hipomagnesemia a complicações diabéticas crónicas, os clínicos não prestam muita atenção a esta questão. É possível que a hipomagnesemia iniba a função do recetor da prostaciclina, produzindo um desequilíbrio entre o efeito da prostaciclina e do tromboxano, que tem um potencial aterogénico acentuado, responsável pelas complicações microvasculares **(Baig *et al.*, 2012)**.

O presente estudo foi realizado para estimar a prevalência de hipomagnesemia em doentes com diabetes mellitus tipo 2 e para correlacionar as concentrações séricas de magnésio com as complicações micro e macrovasculares da diabetes - controlo glicémico, retinopatia, nefropatia e neuropatia. Foi feito um trabalho mínimo neste domínio na nossa instituição. Os resultados do estudo ajudarão a melhorar o controlo da diabetes mellitus no futuro.

1. REVISÃO DA LITERATURA

Stutzman e Amatuzio (1952) observaram que os doentes com níveis séricos de magnésio entre 0,82 e 1,03 mmol/L (2,0-2,5 mg/dl) apresentavam uma menor deterioração da função renal e um melhor controlo glicémico. Sugeriram estes níveis como níveis-alvo de magnésio sérico para o doente diabético.

Seelig e Heggtveit (1974) sugeriram que o magnésio pode prevenir a doença aterosclerótica, contrariando o efeito adverso do excesso de cálcio intracelular, retendo o potássio intracelular e contribuindo para estabilizar a membrana plasmática e manter a integridade das estruturas subcelulares.

Rude *et al.* (1976) referiram que a depleção de magnésio interfere com a melhoria da hipocalcemia em resposta à hormona paratiroide e que a hipocalcemia sintomática está quase sempre associada a níveis séricos de magnésio inferiores a 1,2 mg/dl (0,5 mmol/L).

McNair *et al* (1978) mediram a concentração sérica de magnésio em doentes diabéticos em ambulatório que sofriam da doença há 10 a 20 anos e referiram que os danos oculares induzidos pela diabetes são mais prováveis de ocorrer em doentes com deficiência de magnésio e diabetes mellitus insulino-dependente (IDDM) e sugeriram a hipomagnesemia como um possível fator de risco no desenvolvimento e progressão da retinopatia diabética. Em mulheres grávidas com IDDM que são deficientes em magnésio, a falta de magnésio pode até ser responsável pela elevada taxa de aborto espontâneo e defeitos congénitos associados à IDDM. Concluíram que a hipomagnesémia pode estar ligada ao desenvolvimento de complicações diabéticas através da redução da taxa de transporte de inositol e subsequente depleção intracelular.

Fujii *et al.* (1982) observaram que uma depleção acentuada dos níveis de magnésio no plasma e nos eritrócitos era particularmente evidente em doentes diabéticos com retinopatia avançada e mau controlo da diabetes.

Resnick *et al.* (1984) propuseram que o defeito primário presente em todos os sistemas de órgãos é uma anormalidade no manuseamento de iões celulares. A deficiência de magnésio seria o elo de ligação, uma vez que o seu papel na manutenção das bombas celulares necessárias para o tónus vascular periférico (Na K^{++} ATPase e canais K^{+} activados por cálcio) estaria diminuído. Assim, a deficiência de magnésio pode levar à redução da ação da insulina através do aumento dos níveis de cálcio intracelular livre.

A associação entre a deficiência de magnésio, a hipertensão essencial, a resistência à insulina, a hiperinsulinemia e a doença isquémica do coração (Síndrome de Reaven-Modan) pode ser explicada pela hipótese iónica da doença cardiovascular e metabólica, proposta por **Reaven (1988)**.

Hatwal *et al.* (1989) efectuaram um estudo em que o magnésio sérico foi medido em 100 doentes com diabetes mellitus tipo II. Os níveis de magnésio sérico em diabéticos com retinopatia não proliferativa e proliferativa eram significativamente mais baixos do que naqueles sem retinopatia.

De acordo com **Dzurik *et al.* (1991)**, a hipomagnesemia pode induzir ou agravar a diabetes existente através da alteração do transporte celular de glicose, da redução da secreção pancreática de insulina, da sinalização defeituosa da insulina pós-recetor ou da alteração das interações com os receptores. O estudo mostra que, à medida que o nível médio de magnésio diminui, a gravidade da retinopatia aumenta.

Grafton *et al.* (1992) sugeriram que a hipomagnesémia leva à redução do transporte de inositol e à subsequente depleção de inositol, o que pode potenciar o desenvolvimento de complicações diabéticas.

Nadler *et al.* (1992) avaliaram a concentração intracelular de magnésio nas hemácias (Mg^{2+}) em diabéticos de tipo II. Além disso, foram estudados os efeitos da suplementação intravenosa ou oral de Mg nos níveis intracelulares de Mg^{2+} nas hemácias e na reatividade plaquetária. A concentração intracelular de Mg nas hemácias^{2+} dos doentes diabéticos foi significativamente reduzida em comparação com os valores dos indivíduos de controlo não diabéticos. Os níveis séricos de Mg também estavam reduzidos nos doentes diabéticos em comparação com os dos indivíduos de controlo. Os resultados sugerem que os doentes diabéticos de tipo II têm uma deficiência intracelular de Mg^{2+} e que a deficiência de Mg pode ser um fator-chave que conduz a uma maior reatividade plaquetária na diabetes de tipo II. Por conseguinte, a suplementação com Mg pode constituir uma nova abordagem terapêutica para reduzir a doença vascular em doentes com diabetes.

Lefebvre *et al.* (1994), ao avaliarem o papel do magnésio no metabolismo da glucose, concluíram que a deficiência de magnésio resulta numa diminuição da secreção de insulina, enquanto a reposição de magnésio restaura a secreção de insulina. Além disso, a deficiência de magnésio reduz a sensibilidade dos tecidos à insulina.

Tosiello (1996) referiu que há cada vez mais provas de que a reposição de magnésio pode melhorar a resistência à insulina, a reatividade plaquetária e outros factores de risco cardiovascular associados à hipomagnesemia e à diabetes mellitus.

Paolisso e Barbagallo (1997) referiram que os estudos demonstraram uma relação importante entre o magnésio e a libertação e a atividade da insulina, sendo que os resultados clínicos mostram uma associação entre a hipomagnesemia e um controlo deficiente da glicose em doentes diabéticos. Os autores explicaram que uma enzima intracelular chamada tirosina quinase necessita de magnésio para permitir que a insulina exerça os seus efeitos de redução do açúcar no sangue. A insulina, através da sua interação com os receptores associados à proteína tirosina quinase activados por ligandos, inicia uma cascata de interações bioquímicas que resultam em vários eventos fisiológicos, bioquímicos e moleculares que estão envolvidos no metabolismo dos hidratos de carbono, lípidos e proteínas. Consequentemente, a captação periférica de glucose e a oxidação são frequentemente observadas em indivíduos com hipomagnesemia.

Rosolova e Mayer Jr (1997) indicaram que a eliminação de glucose mediada pela insulina diminui em indivíduos não diabéticos designados como tendo uma baixa concentração de magnésio no plasma, em comparação com indivíduos com uma alta concentração de magnésio. Propuseram que a associação entre a baixa concentração de magnésio no plasma e a resistência à insulina não é primária, mas está relacionada com anomalias de outros catiões

De Valk (1999) afirmou que os doentes com retinopatia grave tinham um nível de magnésio plasmático mais baixo do que os doentes sem retinopatia e o estudo prospetivo mostrou que o nível de magnésio plasmático estava inversamente relacionado com a ocorrência ou a progressão da retinopatia.

Kao *et al.* (1999), numa meta-análise de sete estudos de coorte prospectivos, revelaram que a ingestão de magnésio estava inversamente associada à incidência de diabetes mellitus tipo 2. Neste estudo ARIC, verificou-se que um nível baixo de magnésio no soro era um forte preditor independente da diabetes mellitus tipo 2 entre os participantes brancos de meia-idade. Os autores sugeriram que um maior consumo de alimentos ricos em magnésio, como cereais integrais, feijão, nozes e vegetais verdes, poderia reduzir o risco de diabetes mellitus tipo 2.

Corsonello *et al* (2000) observaram uma diminuição significativa do magnésio ionizado no soro, tanto no grupo com microalbuminúria como no grupo com proteinúria evidente, em comparação com o grupo sem microalbuminúria.

Rodriguez-Moran e Guerrero-Romero (2001) observaram uma maior incidência de hipomagnesémia nos seus doentes com úlceras do pé diabético em comparação com os que não tinham esta doença.

Segundo **Swaminathan (2003)**, a deficiência de magnésio leva a um aumento dos níveis de tromboxano urinário e a um aumento dos efeitos secretores de aldosterona da angiotensina II, diminui os níveis de prostaglandinas vasodilatadoras (PGs), aumenta os níveis de PGs vasoconstritoras, aumenta o cálcio citosólico do músculo liso vascular e altera o perfil lipídico e os factores de crescimento. As alterações reflectem o aumento da atividade de processos que podem contribuir para as alterações patológicas subjacentes associadas a lesões microvasculares e macrovasculares. Por conseguinte, a deficiência de magnésio pode ser um fator comum tanto na resistência à insulina como nas doenças vasculares.

Walti *et al.* (2003) estudaram as concentrações de magnésio no plasma de diabéticos de tipo 2. Verificaram que as concentrações de magnésio no plasma estavam abaixo do intervalo de referência normal nos doentes diabéticos, em comparação com os controlos. Explicaram que os baixos níveis de magnésio nos controlos poderiam dever-se a insuficiência alimentar.

Sales *et al* (2006) referiram que existe uma associação entre a hipomagnesémia e outras complicações diabéticas, incluindo dislipidemia e anomalias neurológicas. Sugeriram uma melhor compreensão do metabolismo do magnésio e esforços para minimizar a hipomagnesémia na gestão de rotina da diabetes mellitus.

Phuong-Chi *et al.* (2007) sugeriram que as razões para a elevada prevalência de deficiência de magnésio na diabetes podem incluir o aumento das perdas urinárias, uma menor ingestão alimentar ou uma absorção deficiente de magnésio em comparação com indivíduos saudáveis.

Sharma *et al.* (2007) avaliaram a relação entre o magnésio sérico e o curso da diabetes mellitus e também descobriram se havia alguma relação entre o magnésio sérico e várias complicações da diabetes mellitus. Foi realizado um estudo transversal para examinar a relação entre o magnésio sérico em doentes diabéticos de tipo 1 e de tipo 2 com ou sem complicações Os níveis de magnésio sérico na população diabética eram significativamente baixos em comparação com o controlo. O magnésio sérico era significativamente mais baixo na diabetes com complicações do que na diabetes sem complicações. A duração da diabetes e o magnésio sérico estavam inversamente relacionados. O mau controlo glicémico foi associado à hipomagnesemia. Verificou-se uma forte associação entre a hipomagnesémia e a retinopatia, a obesidade e a hipertensão. O estudo concluiu que a alteração do nível de magnésio sérico pode ter influência nas complicações e na morbilidade dos doentes com diabetes mellitus.

Euser e Cipolla (2009) avaliaram adultos na Austrália e observaram que a hipomagnesémia era, em média, 8,6 vezes mais comum em doentes com diabetes mellitus e 10,5 vezes mais elevada em diabéticos recentemente diagnosticados do que em indivíduos saudáveis.

Villegas *et al.* (2009) observaram uma associação inversa não linear entre o consumo de cálcio e magnésio e a incidência de diabetes mellitus tipo 2 após 7 anos de acompanhamento num grande estudo prospetivo de base populacional na China.

Badyal *et al.* (2011) avaliaram os níveis séricos de magnésio em diabéticos de tipo 2. Para efeitos de comparação, foram também selecionados trinta controlos saudáveis com a mesma idade. A diferença foi estatisticamente significativa. O estudo recomendou que o magnésio sérico fosse incluído no painel de electrólitos de rotina para uma melhor gestão da diabetes mellitus. Além disso, a hipomagnesemia é um problema fundamental na diabetes que, se for corrigido, deverá resultar numa melhor gestão da doença.

Dayanand *et al* (2011) realizaram um estudo em doentes com diabetes mellitus de tipo 2 e mau controlo glicémico e observaram que as concentrações de magnésio não eram mais baixas nos doentes com retinopatia diabética, mas sim nos doentes com neuropatia e doença coronária.

Raghavendran e Swaminathan (2011) investigaram a presença de hipomagnesemia entre pacientes não hospitalizados com hiperglicemia em jejum e a relação entre os níveis séricos de magnésio e os níveis de glicose em jejum, tanto em homens como em mulheres. O estudo concluiu que existe uma relação inversa significativa entre os níveis de magnésio e de glicose no corpo de uma pessoa, *ou seja,* a hipomagnesémia está associada ao aumento dos níveis de glicose plasmática em pessoas com glicemia de jejum alterada/diabetes mellitus de tipo 2. Quanto maior for o grau de hiperglicemia, maior será o grau de hipomagnesémia do doente. Num doente pré-diabético/diabético, é importante avaliar os níveis séricos de Mg e corrigir o défice subjacente utilizando sais de magnésio.

Baig *et al.* (2012) avaliaram a relação entre magnésio sérico e diabetes mellitus sem e com complicações. Os autores encontraram níveis significativamente baixos de magnésio sérico em pacientes com diabetes mellitus quando comparados com o controlo. Além disso, foram encontrados níveis significativamente baixos de magnésio sérico em pacientes com complicações diabéticas quando comparados com pacientes diabéticos sem complicações. Concluíram que os níveis mais baixos de magnésio sérico podem ter influência nas complicações e na morbilidade dos doentes com diabetes mellitus, e que a estimativa dos níveis séricos de magnésio pode ser útil para monitorizar a gravidade das complicações nos doentes diabéticos.

Mishra *et al.* (2012) verificaram que, no grupo dos diabéticos, o magnésio sérico apresentava uma relação negativa significativa com a glucose no sangue em jejum.

Sakaguchi *et al.* (2012) mostraram que a hipomagnesemia era um novo preditor de doença renal terminal em doentes com nefropatia diabética de tipo 2 num estudo de coorte retrospetivo que incluía doentes com doença renal crónica (DRC). Os níveis mais baixos de magnésio parecem estar associados a um declínio mais rápido da função renal em doentes com diabetes mellitus de tipo 2.

Chauhan *et al.* (2013) realizaram um estudo observacional transversal com o objetivo de descobrir se existia alguma correlação entre a concentração de magnésio no soro e a retinopatia diabética numa população rural. Quando os níveis de magnésio sérico foram considerados em relação à glucose plasmática em jejum de indivíduos normais (grupo I), à glucose plasmática em jejum de diabéticos sem retinopatia (grupo II) e à glucose plasmática em jejum de diabéticos com retinopatia, não foi encontrada qualquer correlação. Este estudo concluiu que os níveis baixos de magnésio sérico estão presentes na diabetes mellitus tipo II em geral e, especialmente, de forma mais significativa na diabetes com retinopatia, em comparação com indivíduos normais e saudáveis.

Mohanty *et al.* (2013) realizaram um estudo em 200 indivíduos para estimar o cobre sérico, o magnésio e a hemoglobina glicada em pacientes com diabetes mellitus de tipo 2 e compararam-nos com os controlos. Concluíram que o metabolismo deficiente destes oligoelementos pode contribuir para a progressão da diabetes mellitus e das suas complicações

Navin *et al.* (2013) investigaram a associação do ácido úrico sérico, do magnésio e do perfil lipídico na retinopatia diabética com indivíduos normais e com diabetes mellitus sem retinopatia, entre a população do sul da Índia. Observou-se que a concentração média de magnésio no soro era baixa no grupo com retinopatia diabética em comparação com a dos controlos e dos indivíduos diabéticos. O estudo concluiu que um controlo glicémico deficiente na diabetes está associado a hipomagnesemia e a um aumento da concentração de ácido úrico com dislipidemia, o que pode ser uma imagem inicial das alterações bioquímicas em curso na complicação da diabetes, o que pode ajudar a prever o aparecimento da retinopatia diabética na diabetes.

Hyassat *et al.* (2014) estimaram a prevalência de hipomagnesemia entre pacientes obesos com diabetes tipo 2 na Jordânia. Não foi encontrada qualquer associação entre a hipomagnesemia e a distribuição etária, o historial de tabagismo, a neuropatia e a retinopatia. Em comparação com os controlos, os doentes diabéticos deste estudo tinham uma prevalência muito mais elevada de hipomagnesemia. O estudo recomendou a determinação periódica do nível de magnésio e uma terapia de substituição de magnésio adequada, particularmente entre os grupos acima definidos.

Gurjar *et al* (2014) observaram que os doentes diabéticos apresentavam níveis baixos de magnésio no soro. O nível de magnésio no soro era inversamente proporcional ao índice de massa corporal e ao rácio cintura-quadril. Os níveis séricos de magnésio foram inversamente proporcionais ao FBS nos casos e no controlo. Os níveis séricos de magnésio foram inversamente proporcionais à HbA1c nos casos. Foi observada uma associação significativa entre o nível de magnésio sérico e a retinopatia, a neuropatia e a nefropatia no estudo.

Kaur *et al* (2014) efectuaram um estudo sobre um total de 200 doentes diabéticos durante um período de quatro anos. Foi determinada a associação dos factores de risco*, ou seja,* a duração da diabetes, a dislipidemia, o controlo glicémico, a hipertensão, o papel da genética, a anemia, a gravidez, o álcool, a hipomagnesemia e o tabagismo com a gravidade da retinopatia diabética. A gravidade da retinopatia diabética foi significativamente afetada pela diabetes não controlada, pela maior duração da diabetes, pela hipertensão arterial sistémica, pela hiperlipidemia, pela anemia e pela hipomagnesemia. No entanto, não se verificou que o efeito da gravidez, do consumo de álcool e do tabagismo afectasse a prevalência da retinopatia diabética no estudo.

Kauser *et al* (2014) estudaram 50 casos de diabetes mellitus tipo II e 50 controlos. O magnésio sérico teve uma relação negativa significativa com o açúcar no sangue em jejum.

Kulkarni *et al.* (2014) encontraram um nível baixo de magnésio sérico em pacientes diabéticos em comparação com os controlos.

Daruka (2015) examinou prospectivamente os níveis de magnésio no soro e a retinopatia. Verificou-se que os doentes com retinopatia diabética tinham um nível médio de magnésio sérico mais baixo do que os doentes sem retinopatia. A diferença foi estatisticamente significativa. Não houve associação significativa entre níveis baixos de magnésio sérico em relação à idade, sexo e duração do diabetes. Neste estudo, observou-se que um mau controlo glicémico entre os diabéticos estava significativamente associado a um baixo nível de magnésio sérico.

Um baixo nível de magnésio sérico pode ter um efeito adverso nas complicações e na morbilidade dos doentes com diabetes. Uma vez que a hipomagnesémia tem sido associada a várias complicações micro e macrovasculares, é necessário compreender melhor o metabolismo do magnésio e envidar esforços para minimizar a hipomagnesémia no tratamento de rotina da diabetes. O tratamento dos doentes com diabetes requer uma abordagem multidisciplinar em que todos os potenciais factores de complicação devem ser monitorizados de perto e tratados.

2. OBJECTIVOS E METAS

1. Estimativa dos níveis séricos de magnésio em pacientes com diabetes mellitus tipo 2.
2. Correlação entre a concentração sérica de magnésio e as complicações da diabetes mellitus tipo 2 - controlo glicémico, retinopatia, nefropatia e neuropatia

3. MATERIAIS E MÉTODOS

Fonte de dados:

Este foi um estudo transversal dos doentes com diabetes de tipo 2, que vieram ao Government Medical College Hospital, Jammu, durante um período de um ano, de 1st de novembro de 2014 a 30th de outubro de 2015.

Critérios de inclusão:

Foram incluídos no estudo doentes com diabetes mellitus de tipo 2 que se dirigiram ao Government Medical College Hospital (OPD/In-patient), Jammu.

Critérios de exclusão:

- Doentes com diabetes mellitus de tipo 1.
- Doentes com insuficiência renal crónica.
- Infarto agudo do miocárdio nos últimos 6 meses.
- Doentes que estejam a tomar diuréticos.
- Doentes com historial de abuso de álcool.
- Doentes que estejam a tomar suplementos de magnésio ou antiácidos contendo magnésio.
- Malabsorção ou diarreia crónica.

Método:

- Foi obtida uma história detalhada - incluindo a duração da diabetes, o modo de tratamento, os sintomas sugestivos de neuropatia diabética e as doenças associadas, como a hipertensão e a doença cardíaca isquémica, de acordo com o formulário, seguida de um exame físico.
- A retinopatia foi avaliada por oftalmoscopia direta.
- Foram colhidas amostras de sangue para medir a glicemia em jejum e o magnésio sérico.
- O açúcar no sangue pós-prandial foi medido duas horas após uma refeição padrão. Método enzimático Hexokinase/G6PDH para medir a glucose no sangue de acordo

com a American Diabetes Association, 2014.

- A glicemia de jejum <100 mg/dL foi considerada como tolerância normal à glicose, 100-125 mg/dL como tolerância diminuída à glicose e >126 mg/dL como tolerância anormal à glicose.
- O nível de açúcar no sangue pós-prandial <140 mg/dL foi considerado como tolerância normal à glucose, 140-199 mg/dL como tolerância à glucose diminuída e >200 mg/dL como tolerância à glucose anormal.
- A estimativa da HbA1c foi efectuada através de um método enzimático que mede os dipeptídeos N-terminais de fructosil da cadeia P da HbA1c.
- A HbA1c <5,6% foi considerada como tolerância normal à glucose, 5,7-6,4% como tolerância à glucose diminuída e >6,5% como tolerância à glucose anormal.
- Foram calculadas a ureia no sangue, a creatinina sérica e a albumina urinária de 24 horas (pelo método do vermelho-molibdato de pirogalol).
- O magnésio sérico foi estimado por método enzimático através da enzima isocitrato desidrogenase. O magnésio sérico <1,8 meq/dL indica hipomagnesémia. O intervalo normal era de 1,8-2,6 meq/dL **(Wu *et al.*, 2006)**.
- Todos os ensaios foram efectuados num analisador totalmente automático da Abbott Architect Systems.

<u>Análise estatística:</u>

Todos os dados obtidos dos doentes dos grupos de estudo e de controlo foram anotados num formulário especialmente concebido para o efeito. Os dados recolhidos foram analisados através de testes estatísticos adequados.

4. OBSERVAÇÕES

O presente estudo transversal foi realizado em 100 pacientes com diabetes mellitus tipo 2 durante um ano para estimar os níveis de magnésio sérico e para correlacionar a concentração de magnésio sérico com as complicações da diabetes mellitus tipo 2. No final do estudo, foram efectuadas as seguintes observações.

Tabela 1: Distribuição etária dos doentes com diabetes mellitus tipo 2 (n=100)

Age group (in years)	**No.**	**Percentage (%)**
≤40	8	8.00
41 – 50	18	18.00
51 – 60	38	38.00
61 – 70	31	31.00
>70	5	5.00
Total	100	100.00

Idade média ± desvio padrão (intervalo) = 56,81 ± 10,04 (35 - 75) anos

O número máximo de doentes (38%) com diabetes mellitus tipo 2 situava-se no grupo etário dos 51-60 anos, seguido do grupo etário dos 61-70 anos (31%), enquanto o número mínimo (5%) se situava no grupo etário dos >70 anos. A idade média dos doentes era de 56,81 anos, com um intervalo de 35 a 75 anos.

Tabela 2: Distribuição por sexo dos doentes com diabetes mellitus tipo 2 (n=100)

Sex	**No.**	**Percentage (%)**
Male	71	71.00
Female	29	29.00
Total	100	100.00

Relação homem/mulher Rácio Feminino = 2.45:1

O número máximo de doentes (71%) com diabetes mellitus tipo 2 era do sexo masculino, com um rácio de homens para mulheres de 2,45:1.

Tabela 3: Distribuição dos pacientes com diabetes mellitus tipo 2 de acordo com a duração da doença (n=100)

Duration of type-2 diabetes mellitus (years)	No.	Percentage (%)
1 – 5	56	56.00
6 – 10	37	37.00
11 – 15	05	5.00
15 – 20	02	2.00
Total	100	100.00

Duração média ± desvio padrão (intervalo) = 6,81 ± 3,70 (1 - 20) anos

O maior número de doentes (56%) tinha uma duração de diabetes mellitus tipo 2 de 1 a 5 anos, seguida de 6 a 10 anos (37%). 7% dos doentes tinham uma duração de 11 a 20 anos. A duração média da diabetes mellitus tipo 2 foi de 6,81 anos, com uma variação de 1 a 20 anos.

Tabela 4: Distribuição dos pacientes com diabetes mellitus tipo 2 de acordo com o modo de tratamento (n=100)

Treatment mode	**No.**	**Percentage (%)**
Insulin	09	9.00
OHA + insulin	14	14.00
OHA	77	77.00
Total	100	100.00

Dos 100 doentes com diabetes mellitus tipo 2, 9% estavam a tomar insulina, 14% estavam a tomar agentes hipoglicemiantes orais (OHA) + insulina, enquanto 77% dos doentes estavam a tomar OHA.

Tabela 5: Distribuição das doenças associadas nos doentes com diabetes mellitus tipo 2

Associated disease	No.	Percentage (%)
Ischemic heart disease	13	13.00
Hypertension	25	25.00
None	62	62.00
Total	100	100.00

Foram registados 38 casos de co-morbilidade no estudo. Em três doentes estavam presentes tanto a cardiopatia isquémica como a hipertensão, em 10 doentes apenas a cardiopatia isquémica e em 25 doentes apenas a hipertensão.

Tabela 6: Distribuição das complicações em pacientes com diabetes mellitus tipo 2

Complications		No.	Percentage (%)
Retinopathy		29	60.42
Neuropathy		11	22.92
Nephropathy	Microalbuminuria	07	14.58
	Macroalbuminuria	01	2.08
Total		48	100.00

No total, foram observados 48 casos de complicações no estudo, que incluíram retinopatia em 60,42% (todas não-proliferativas), neuropatia em 22,92% e nefropatia em 16,66% (14,58% microalbuminúria, 2,08% macroalbuminúria).

Tabela 7: Distribuição dos doentes com diabetes mellitus tipo 2 de acordo com o nível de açúcar no sangue em jejum (n=100)

Fasting blood sugar (mg/dl)	**No.**	**Percentage (%)**
<100 (Normal)	17	17.00
100 – 125 (Impaired)	41	41.00
≥126 (Abnormal)	42	42.00
Total	100	100.00

O número máximo de doentes com diabetes mellitus tipo 2 (42%) apresentava uma glicemia em jejum >126 mg/dl (anormal), seguido de 41% que apresentavam uma glicemia em jejum entre 100 e 125 mg/dl (deficiente). Dezassete por cento (17%) dos doentes apresentavam níveis normais de açúcar no sangue em jejum.

Tabela 8: Distribuição dos doentes com diabetes mellitus tipo 2 de acordo com a glicemia pós-prandial (n=100)

Post prandial blood sugar (mg/dl)	No.	Percentage (%)
<140 (Normal)	21	21.00
140 – 199 (Impaired)	68	68.00
≥200 (Abnormal)	11	11.00
Total	100	100.00

A maioria dos doentes com diabetes mellitus tipo 2 (68%) apresentava um nível de açúcar no sangue pós-prandial entre 140 e 199 mg/dl (deficiente). Vinte e um por cento (21%) dos doentes tinham uma glicemia pós-prandial normal. 11% dos doentes apresentavam um nível anormal de açúcar no sangue pós-prandial >200 mg/dl.

Tabela 9: Distribuição dos doentes com diabetes mellitus tipo 2 de acordo com os níveis séricos de magnésio (n=100)

Serum magnesium levels (meq/dl)	**No.**	**Percentage (%)**
<1.8 (hypomagnesaemia)	30	30.00
1.8 – 2.4 (normal)	70	70.00
Total	100	100.00

A hipomagnesemia foi observada em 30% dos doentes com diabetes mellitus tipo 2, com uma média ± desvio padrão de 1,32 ± 0,14 (intervalo de 1,2 a 1,7) mg/dl.

Tabela 10: Distribuição dos doentes com diabetes mellitus tipo 2 de acordo com a hemoglobina glicosilada (HbAIc) (n=100)

HbAIc levels (%)	No.	Percentage (%)
≤5.6 (Normal)	08	8.00
5. 7 – 6.4 (Impaired)	13	13.00
≥6.5 (Abnormal)	79	79.00
Total	100	100.00

A maioria dos doentes (79%) apresentava níveis de hemoglobina glicosilada anormais (>6,5%), variando entre 6,5 e 12%. 13% dos doentes apresentavam níveis de hemoglobina glicosilada reduzidos (5,7 - 6,4%).

Tabela 11: Prevalência de hipomagnesemia de acordo com a duração da diabetes p =

Duration of type-2 diabetes mellitus (years)	**Total No. of patients**	**Patients with hypomagnesaemia**	**Percentage (%)**
1 – 5	56	09	16.07
6 – 10	37	17	45.95
11 – 15	05	03	60.00
15 – 20	02	01	50.00
Total	**100**	**30**	**30.00**

0,19 (teste exato de Fisher); Não significativo

A hipomagnesemia estava presente em 16,07% dos doentes com uma duração de 1-5 anos de diabetes mellitus tipo 2, em 45,95% dos doentes com uma duração de 6-10 anos, em 60% dos doentes com uma duração de 11-15 anos e em 50% dos doentes com uma duração de 15-20 anos. No entanto, não houve diferença estatisticamente significativa na prevalência de hipomagnesémia de acordo com a duração da doença.

Tabela 12: Prevalência de hipomagnesemia na retinopatia diabética

Variable	**Total No. of patients**	**Hypomagnesaemia (%)**	**Normomagnesaemia (%)**
Retinopathy	29	17 (58.62)	12 (41.38)
No retinopathy	71	13 (18.31)	58 (81.69)

p = 0,0002 (teste exato de Fisher); altamente significativo

Os doentes com retinopatia diabética apresentaram uma prevalência significativamente mais elevada de hipomagnesemia em comparação com os doentes sem retinopatia (58,62% vs 18,31%). A diferença foi estatisticamente muito significativa (p=0,0002). Além disso, verificou-se que os doentes com retinopatia apresentavam um nível médio de magnésio sérico inferior ao dos doentes sem retinopatia (1,59 mg/dl vs 1,93 mg/dl).

Tabela 13: Prevalência de hipomagnesemia na neuropatia diabética

Variable	Total No. of patients	Hypomagnesaemia (%)	Normomagnesaemia (%)
Neuropathy	11	6 (54.55)	5 (45.45)
No neuropathy	89	24 (26.97)	65 (73.03)

p = 0,08 (teste exato de Fisher); Não significativo

Foi registada uma prevalência marginalmente mais elevada de hipomagnesemia em doentes com neuropatia em comparação com doentes sem neuropatia (54,55% vs 45,45%). No entanto, a diferença não foi estatisticamente significativa (p=0,08).

Tabela 14: Prevalência de hipomagnesemia na nefropatia diabética

Variable	Total No. of patients	Hypomagnesaemia (%)	Normomagnesaemia (%)
Nephropathy	08	5 (62.50)	3 (37.50)
No nephropathy	92	25 (27.17)	67 (72.83)

p = 0,05 (teste exato de Fisher); Não significativo

A diferença na prevalência de hipomagnesémia em doentes com nefropatia e sem nefropatia não teve significado estatístico (p=0,05).

Quadro 15: Prevalência de hipomagnesemia com complicações diabéticas

Variable	Total No. of patients	Hypomagnesaemia (%)	Normomagnesaemia (%)
Complications	30	17 (56.67)	13 (43.33)
No complications	70	13 (18.57)	57 (81.43)

p = 0,0003 (teste exato de Fisher); altamente significativo

A diferença na prevalência de hipomagnesémia nos doentes com complicações em comparação com os doentes sem complicações foi estatisticamente muito significativa (p=0,0003).

Quadro 16: Prevalência de hipomagnesemia com hemoglobina glicosilada (HbAIc)

HbAIc levels (%)	**Total No. of patients**	**Hypomagnesaemia (%)**	**Normomagnesaemia (%)**
≤5.6 (Normal)	8	5 (62.50)	3 (37.50)
5. 7 – 6.4 (Impaired)	13	3 (23.08)	10 (76.92)
≥6.5 (Abnormal)	79	22 (27.84)	57 (73.15)

p=0,05 (teste exato de Fisher); Não significativo

O magnésio sérico não mostrou uma relação significativa com a HbAIc com p=0,05.

5. DISCUSSÃO

O presente estudo transversal foi realizado no Departamento de Pós-graduação em Medicina, Faculdade de Medicina do Governo, Jammu, durante um ano, em 100 doentes com diabetes mellitus de tipo 2, para estimar os níveis de magnésio sérico e correlacionar a concentração de magnésio sérico com o controlo glicémico e as complicações da diabetes mellitus de tipo 2, como a retinopatia, a nefropatia e a neuropatia.

A hipomagnesemia foi observada em 30% dos doentes com diabetes mellitus tipo 2, com uma média ± desvio padrão de 1,32 ± 0,14 (intervalo de 1,2 a 1,7) mg/dl.

A idade média dos doentes era de 56,81 anos, com uma variação de 35 a 75 anos.

O número máximo de doentes (71%) com diabetes mellitus tipo 2 era do sexo masculino, com um rácio de homens para mulheres de 2,45:1. **Ghafour *et al.* (1983)** e **Sjolie (1985)** também referiram que a prevalência de hipomagnesemia era maior no sexo masculino do que no feminino. No entanto, **Kahn *et al.* (1974)** encontraram uma maior incidência de retinopatia diabética no sexo feminino.

No presente estudo, a hipomagnesemia estava presente em 16,07% dos doentes com uma duração de 1-5 anos de diabetes mellitus tipo 2, em 45,95% dos doentes com uma duração de 6-10 anos, em 60% dos doentes com uma duração de 11-15 anos e em 50% dos doentes com uma duração de 15-20 anos. No entanto, não houve diferença estatisticamente significativa na prevalência de hipomagnesémia de acordo com a duração da doença (p=0,19). Estes resultados estão de acordo com outros estudos que sugerem não haver associação entre os níveis séricos de magnésio e a duração da diabetes **(Lal *et al.*, 2003; Walti *et al.*, 2003; Antin *et al.*, 2014)**.

Dos 100 doentes com diabetes mellitus tipo 2, 9% estavam a tomar insulina, 14% estavam a tomar agentes hipoglicemiantes orais (AHO) + insulina, enquanto 77% dos doentes estavam a tomar apenas AHO. Não houve relação da hipomagnesémia com o modo de tratamento da diabetes mellitus tipo 2, tal como constatado por **Walti *et al.* (2003)**. Em contraste, os níveis séricos de magnésio foram significativamente mais baixos no grupo tratado com insulina em comparação com o grupo tratado com OHA num estudo de **Kauser *et al.* (2014)**, mas isso deveu-se ao pequeno tamanho da amostra do estudo.

A maioria dos doentes (79%) tinha níveis de hemoglobina glicosilada anormais (>6,5 mg/dl) que variavam entre 6,5 e 12%. Em 13% dos doentes, os níveis de hemoglobina glicosilada eram baixos (5,7 - 6,4%). O presente estudo revelou que foi encontrada uma maior prevalência de hipomagnesemia em doentes com HbAIc >6,5% (79%) e FBS >126 mg/dl (42%), PPBS >140 mg/dl (68%). Estes resultados são semelhantes aos encontrados por vários investigadores para se correlacionarem inversamente com a concentração de glucose no sangue em jejum e a percentagem de HbAIc **(Khubchandani e Sanghani, 2013)**. Mas não houve relação estatisticamente significativa com a HbAIc com p=0,05.

No total, foram observados 48 casos de complicações no presente estudo, que incluíram retinopatia em 60,42% (todas não-proliferativas), neuropatia em 22,92% e nefropatia em 16,66% (14,58% microalbuminúria, 2,08% macroalbuminúria).

No presente estudo, os doentes com retinopatia diabética apresentaram uma prevalência significativamente mais elevada de hipomagnesemia do que os doentes sem retinopatia (56,67% vs. 18,31%). A diferença foi estatisticamente muito significativa (p=0,0002). Além disso, verificou-se que os doentes com retinopatia apresentavam um nível médio de magnésio sérico mais baixo do que os doentes sem retinopatia (1,59 mg/dl vs 1,93 mg/dl). Estes resultados são semelhantes a outros estudos que mostram a associação da hipomagnesemia com a retinopatia diabética **(Gurjar *et al.*, 2014; Kaur *et al.*, 2014; Daruka *et al.*, 2015)**.

No presente estudo, a nefropatia foi observada em 16,66% (14,58% microalbuminúria, 2,08% macroalbuminúria). A diferença na prevalência de hipomagnesemia em pacientes com nefropatia não teve significância estatística (p=0,05), semelhante ao que **Radia (2011)** relatou. Em contrapartida, num estudo realizado por **Corsonello *et al.* (2000)**, indivíduos diabéticos com microalbuminúria ou proteinúria clínica apresentaram uma diminuição significativa do magnésio ionizado sérico em relação ao grupo normoalbuminúrico.

No presente estudo, a neuropatia foi observada em 22,92% dos indivíduos. Foi registada uma prevalência ligeiramente mais elevada de hipomagnesemia em doentes com neuropatia do que em doentes sem neuropatia (54,55% vs 45,45%). Embora a prevalência fosse mais elevada, a diferença não foi estatisticamente significativa (p=0,08).

A diferença na prevalência de hipomagnesémia nos doentes com complicações em comparação com os doentes sem complicações foi estatisticamente muito significativa (p=0,0003). Estes resultados estão correlacionados com outros estudos que encontraram um risco acrescido de complicações da diabetes em doentes com hipomagnesemia **(Chauhan *et al.*, 2013; Mohanty *et al.*, 2013; Navin *et al.*, 2013)**.

A hipomagnesemia é um possível fator de risco no desenvolvimento e progressão da retinopatia diabética. A causa exacta da hipomagnesémia é desconhecida, mas um aumento da perda urinária de magnésio pode contribuir para ela. Alguns estudos revelaram que a hiperglicemia contribui para a hipomagnesémia ao causar depressão na reabsorção tubular líquida de magnésio **(McNair *et al.*, 1978; Durak *et al.*, 2010; Kundu *et al.*, 2013)**.

Foi sugerido que a hipomagnesemia pode prejudicar ainda mais o controlo glicémico ao induzir alterações no transporte celular de glicose, redução da secreção pancreática de insulina, sinalização pós-recetor defeituosa e/ou interações alteradas entre a insulina e o recetor de insulina **(Corsonello *et al.*, 2000)**.

O presente estudo demonstrou, assim, que a hipomagnesemia é comum em doentes com diabetes mellitus de tipo 2 e que está significativamente associada à retinopatia, ao passo que na nefropatia e na neuropatia a percentagem de doentes com hipomagnesemia estava aumentada, mas não era estatisticamente significativa.

RESUMO

O presente estudo transversal foi realizado em 100 pacientes com diabetes mellitus tipo 2 para estimar os níveis de magnésio sérico e para correlacionar a concentração de magnésio sérico com as complicações da diabetes mellitus tipo 2. Segue-se o resumo do estudo:

> A idade média dos doentes era de 56,81 anos, com uma variação de 35 a 75 anos.

> O número máximo de doentes (38%) com diabetes mellitus tipo 2 situava-se no grupo etário dos 51-60 anos, seguido do grupo etário dos 61-70 anos (31%).

> O rácio entre homens e mulheres foi de 2,45:1 (71% vs 29%).

> A duração média da diabetes mellitus tipo 2 foi de 6,81 anos, com uma variação de 1 a 20 anos.

> A maioria dos doentes (56%) tinha uma duração de diabetes mellitus tipo 2 de 1 a 5 anos, seguida de 6 a 10 anos (37%).

> Dos 100 doentes com diabetes mellitus de tipo 2, 9% estavam a tomar insulina, 14% estavam a tomar agentes hipoglicemiantes orais (OHA) + insulina, enquanto 77% dos doentes estavam a tomar OHA.

> A maior parte dos doentes com diabetes mellitus tipo 2 apresentava uma glicemia em jejum >126 mg/dl (anormal) (42%) ou 100-125 mg/dl (alterada) (41%).

> A maioria dos doentes com diabetes mellitus tipo 2 apresentava uma glicemia pós-prandial no intervalo de 140-199 mg/dL (68%).

> A hipomagnesémia foi observada em 30% dos doentes com diabetes mellitus tipo 2, com uma média de 1,32 meq/dL.

> A maioria dos doentes (79%) apresentava níveis anormais (>6,5%) de hemoglobina glicosilada, que variavam entre 6,5 e 12%.

> 13% dos doentes apresentavam níveis de hemoglobina glicosilada diminuídos (5,7 - 6,4%).

> O magnésio sérico não mostrou uma relação significativa com a HbAIc (p=0,05).

> Não houve diferença estatisticamente significativa na prevalência de hipomagnesemia de acordo com a duração da doença (p=0,19).

> Foram registados 38 casos de co-morbilidade no estudo.

- Em 3 doentes estavam presentes tanto a cardiopatia isquémica como a hipertensão, em 10 doentes apenas a cardiopatia isquémica e em 22 doentes apenas a hipertensão.
- No total, foram observados 48 casos de complicações no estudo.
- A retinopatia estava presente em 60,42% (todas não-proliferativas), a neuropatia em 22,92% e a nefropatia em 16,66% (14,58% microalbuminúria, 2,08% macroalbuminúria).
- Os doentes com retinopatia diabética apresentaram uma prevalência significativamente (p=0,0002) mais elevada de hipomagnesemia do que os doentes sem retinopatia (58,62% vs 18,31%).
- Verificou-se que os doentes com retinopatia apresentavam um nível médio de magnésio sérico inferior ao dos doentes sem retinopatia (1,59 mg/dL vs 1,93 mg/dL).
- Não se registaram diferenças estatisticamente significativas na prevalência de hipomagnesémia com neuropatia (p=0,08).
- Não se registaram diferenças estatisticamente significativas na prevalência de hipomagnesémia com nefropatia (p=0,05).
- A prevalência de hipomagnesémia nos doentes com complicações em comparação com os doentes sem complicações foi estatisticamente muito significativa (p=0,0003).

CONCLUSÃO:

A prevalência de hipomagnesémia na diabetes tipo 2 foi de 30% no presente estudo. A prevalência de hipomagnesemia foi significativamente mais elevada em doentes com complicações diabéticas microvasculares (p=0,0003) em comparação com diabéticos sem complicações. A hipomagnesémia foi significativamente associada à retinopatia diabética (p=0,0002). O presente estudo ilustra que, à medida que o nível de magnésio diminui em doentes com diabetes mellitus tipo 2, a prevalência de retinopatia aumenta.

REFERÊNCIAS:

1. **ADA (Associação Americana de Diabetes).** Recomendações para a prática clínica. American Diabetes Associates. *Diabetes Care* 2004; **6**: 1-16.
2. **ADA (Associação Americana de Diabetes).** Suplementação de magnésio no tratamento da diabetes. *Diabetes Care* 1992; **15**: 1065-7.
3. **ADA (Associação Americana de Diabetes).** *National Diabetes Fact Sheet,* Alexandria, VA, American Diabetes Association, 2002. Disponível em: http://www.diabetes.org/diabetes-statistics.
4. **Antin SS, Kashinkunti M, Kataria AV, Dhananjaya M, Alevoor S.** Um estudo transversal dos níveis de magnésio sérico em jejum nos pacientes com diabetes mellitus tipo 2 e sua relação com complicações diabéticas. *Sch J App Med Sci* 2014; **2**(2A): 502-6e.
5. **Badyal A, Sod hi KS, Pandey R, Singh J.** Serum magnesium levels: A key issue for diabetes mellitus. *JKScience* 2011; **13**(3): 132-4.
6. **Baig MSA, Shamshuddin M, Mahadevappa KL, Attar AH, Shaikh AK.** O magnésio sérico como um marcador de complicações diabéticas. *J Evol Med Dental Sci* 2012; **1**(3): 119-23.
7. **Chauhan KP, Haridas N, Patel C.** Um estudo dos níveis séricos de magnésio em pacientes com retinopatia diabética. *Indian JAppl Res* 2013; **3**(5): 482-4.
8. **Corsonello A, Lentile R, Buemi M, Cucinotta D, Mauro VN, Macaione S, *et al*** Níveis séricos de magnésio ionizado em doentes diabéticos de tipo 2 com microalbuminúria ou proteinúria clínica. *Am J Nephrol* 2000; **20**: 187-92.
9. **Daruka KM.** Retinopatia no diabetes mellitus tipo 2 e níveis séricos de magnésio. *J Evid Med Healthcare* 2015; **2**(6): 677-85.
10. **Dayanand CD, Krishnamurthy N, Kiran S, Naveen R.** Avaliação dos parâmetros bioquímicos que evidenciam a potência aterogénica na retinopatia diabética de tipo 2. *Int J Biol Med Res* 2011; **2**(2): 539-42.

11. **De Valk HW.** Magnésio na diabetes mellitus. *Neth J Med* 1999; **54**: 139-46.

12. **Durak R, Gulen Y, Kurudirek M, Kacal M.** Determinação dos níveis de oligoelementos no soro sanguíneo humano de doentes com diabetes tipo II utilizando a técnica WDXRF: Um estudo comparativo. *J Xray Sci Technol* 2010; **18**: 111

2 0.

13. **Dzurik R, Stetikova, K, Spustova V, Fetkovska N.** O papel da deficiência de magnésio na resistência à insulina: Um estudo *in vitro*. *J Hypertens* 1991; **9**: S312-3.

14. **Elin RJ.** Avaliação do estado do magnésio. *Clin Chem* 1987; **33**: 1965-70.

15. **Euser AG, Cipolla MJ.** Sulfato de magnésio para o tratamento da eclâmpsia: Uma breve revisão. *Stroke* 2009; **40**: 1169-75.

16. **Frank B.** Globalização da diabetes, o papel da dieta, do estilo de vida e dos genes. *Diabetes Care* 2011; **34**(6): 1249-57.

17. **Fujii S, Takemura T, Wada M, Akai T, Okuda K.** A existência de uma relação estreita entre o controlo metabólico e o equilíbrio deficiente de magnésio. *Horm Metab Res* 1982; **14**: 61-2.

18. **Ghafour IM, Allan, Foulds WS.** Causas comuns de cegueira e deficiência visual na região oeste da Escócia. *Br J Ophthalmol* 1983; **67** (4): 209-13.

19. **Grafton G, Baxter MA, Sheppard MC.** Efeitos do magnésio no transporte de inositol dependente de sódio. *Diabetes* 1992; **41**: 35-9.

20. **Grafton G, Baxter MA.** O papel do magnésio na diabetes mellitus. *J Diabetes Complications* 1992; **6**: 143-9.

21. **Gums JG.** Significado clínico do magnésio: A review. *Drug Intell Clin Pharm* 1987; **21**: 240-6.

22. **Gurjar P, Kumar S, Diwan SK, Patil MM.** Magnésio sérico na diabetes mellitus tipo 2: Estudo de caso-controlo num hospital universitário rural. *Inter J Analy*

Pharma BiomedSci 2014; **3**(6): 97-105.

23. **Hans CP, Sialy R, Bansal DD.** Deficiência de magnésio e diabetes mellitus. *Curr Sci* 2002; **83**: 12.

24. **Hatwal A, Gujral AS, Bhatia RP, Agarwal JK, Bajpai HS.** Associação da hipomagnesemia com a retinopatia diabética. *Ata Ophtalmol* 1989; **67**: 714-6.

25. **Hirst M.** Prefácio. In: Guariguata L, Nolan T, Beagley J, Linnenkamp U, Jacqmain O (editores), *Atlas de Diabetes da Federação Internacional de Diabetes*, 6th edição, 2013; 7. www.idf.org/diabetesatlas.

26. **Hyassat D, Al Sitri E, Batieha A, El Khateeb M, Ajlouni K.** Prevalência de hipomagnesemia entre pacientes diabéticos obesos tipo 2 atendidos no Centro Nacional de Diabetes, Endocrinologia e Genética (NCDEG). *Int J Endocrinol Metab* 2014; **12**(3): e17796.

27. **Kahn HA, Hiller R.** Blindness caused by diabetic retinopathy (cegueira causada por retinopatia diabética). *Am J Ophthalmol* 1974; **87** (1): 58-67.

28. **Kao WH, Folsom AR, Nieto FJ, Mo JP, Watson RL, Brancati FL.** Magnésio sérico e dietético e o risco de diabetes mellitus tipo 2: The Atherosclerosis Risk In Communities (ARIC) Studies. *Arch Intern Med* 1999; **159**: 2151-9.

29. **Kaur P, Bal BS, Kaur I, Singh G, Singh B.** Correlação da gravidade da retinopatia diabética com vários factores de risco. *Int J Res Health Sci (Internet)* 2014; **2**(2): 473-9.

30. **Kauser MM, Afreen A, Kumar SRV, Javarappa D.** Estudo do magnésio sérico na Diabetes Mellitus tipo 2 e sua correlação com a modalidade de tratamento - Um estudo do sul da Índia. *Int J Med Sci Saúde Pública* 2014; **3**(11): 1398-1401.

31. **Khubchandani AS, Sanghani H.** Estudo do magnésio sérico e HbAIc em pacientes diabéticos, juntamente com alterações nos seus perfis lipídicos. *Indian J Clin Pract* 2013 (abril), **23**(11) Vol. 23, No. 11.

32. **Kim ES, Moon SD, Kim HS, Lim DJ, Cho JH, Kwon HS,** *et al* A neuropatia periférica diabética está associada a um aumento da rigidez arterial sem alterações na espessura da intimidade da carótida na diabetes tipo 2. *Diabetes Care* 2011;

34(6): 1403-5.

33. **Kulkarni AG, Shendge SK, Shinde V.** Estudo dos níveis séricos de magnésio na diabetes mellitus de tipo 2. *IOSR-JDMS* 2014; **13**(4): 115-9.

34. **Kundu D, Osta M, Mandal T, Bandyopadhyay U, Ray D, Gautam D.** Níveis séricos de magnésio em pacientes com retinopatia diabética. *J Nat Sci Biol Med* 2013; **4**(1): 113-6.

35. **Lal J, Vasudev K, Kela AK, Jain SK.** Effect of oral magnesium supplementation on lipid profile and blood glucose of patients with type 2 diabetes mellitus. *JAPI* 2003; **51**: 37-42.

36. **Laughlin M R, Thompson D.** The regulatory rule for magnesium in glycolytic flux of the human erythrocyte. *J Biol Chem* 1996; **271**: 28977-83.

37. **Lefebvre PJ, Paolisso G, Scheen AJ.** Magnesium and glucose metabolism. *Therapie* 1994; **49**(1): 1-7.

38. **Lefebvre PJ, Scheen AJ.** Melhorar a ação da insulina. *Clin Invest Med* 1995; **18**: 342-7.

39. **Lopez-Riduara R, Willett WC, Rimm EB, Liu S, Stampfer MJ, Manson JE, *et al.*** Magnesium intake and risk of type 2 diabetes mellitus in men and women. *Diabetes Care* 2004; **27**: 134-40.

40. **McNair P, Christiansen C, Madsbad S, Lauritzen E, Faber O, Binder C, *et al.*** Hypomagnesemia - a risk fator in diabetic retinopathy. *Diabetes* 1978; **27**: 1075-7.

41. **Mikhail N, Ehsanipoor K.** Magnésio sérico ionizado na diabetes mellitus tipo 2: A sua correlação com os níveis de magnésio sérico e de hemoglobina A1c. *South Med J* 1999; **92**: 1162-6.

42. **Mishra S, Padmanaban P, Deepti GN, Sarkar G, Sumathi S, Toora BD.** Magnésio sérico e dislipidemia na diabetes mellitus tipo 2. *Biomed Res* 2012; **23**(2): 295-300.

43. **Mohanty SS, Pinnelli VBK, Murgod R, Das R.** Avaliação do cobre sérico, magnésio e hemoglobina glicada na diabetes mellitus tipo 2. *Asian J Pharma Clin Res* 2013; **6**(2): 188-90.

44. **Mooradian AD, Failla M, Hoogwerf, Maryniuk M, Wylie-Rosett J.** Selected vitamins and minerals in diabetes. *Diabetes Care* 1994; **17**: 464-79.

45. **Nadler JC, Malayan S, Luong H, Shaw S, Natarajan RD, Rude RK.** A deficiência de magnésio livre intracelular desempenha um papel fundamental no aumento da reatividade plaquetária na diabetes mellitus tipo 2. *Diabetes Care* 1992; **15**: 835-41.

46. **Nasir H, Baradaran HR.** Lípidos em associação com magnésio sérico em doentes com diabetes mellitus. *Bratisl LekListy* 2008; **109**(7): 302-6.

47. **Navin S, Krishnamurthy N, Asha Kiran S, Dayanand CD.** A associação de hipomagnesemia, uricemia normal elevada e dislipidemia em pacientes com retinopatia diabética. *J Clin Diagn Res* 2013; **7**: 1852-4.

48. **Paolisso G, Barbagallo M.** Hipertensão, diabetes mellitus e resistência à insulina. O papel do magnésio intracelular. *Am J Hypertens* 1997; **10**(3): 346-55.

49. **Phuong-Chi TP, Phuong-Mai TP, Son VP, Jaffrey MM, Phuong-Thu T.** Hipomagnesémia em doentes com diabetes tipo 2. *Clin Am Soc Nephrol* 2007; **2**: 366-73.

50. **Radia H.** Meta-análise: a ingestão de magnésio está associada a um menor risco de diabetes tipo 2. *Diabetes Car* 2011; **34**(9): 2116-21.

51. **Raghavendran S, Swaminathan S.** Hypomagnesemia in non-hospitalised outpatients with fasting hyperglycemia. *JPBMS* 2011; 13 (13): 1-5.

52. **Reaven GM.** Role of insulin resistance in human disease (Papel da resistência à insulina na doença humana). *Diabetes* 1988; **37**: 1575-607.

53. **Resnick LM, Gupta RK, Laragh JH.** Intracellular free magnesium in erythrocytes of essential hypertension. Relação com a pressão arterial e os catiões divalentes séricos. *Proc Natl Acad Sci* 1984; **81**(20): 6511 5.

54. **Rodriguez-Moran M, Guerrero-Romero F.** Low serum magnesium levels and foot ulcers in subjects with type 2 diabetes. *Arch Med Res* 2001; **32**: 3003.

55. **Rosolova H, Mayer O Jr.** Effect of variations in plasma magnesium concentration on resistance to insulin-mediated glucose disposal in nondiabetic subjects. *J Clin*

EndocrinolMetabol 1997; **82**(11): 321-7.

56. **Rude RK, Oldham SB, Singer FR.** Hipoparatiroidismo funcional e hormona paratiroideia e resistência dos órgãos na deficiência de magnésio humana. *Clin Endocrinol (Oxf)* 1976; **5**: 209-24.

57. **Sakaguchi Y, Shoji T, Hayashi T, Suzuki A, Shimzu A, Mitsumoto K.** Hipomagnesémia na retinopatia diabética de tipo 2: Um novo preditor de doença renal em fase terminal. *Diabetes Care* 2012; **35**: 1591-7.

58. **Sales CR, Campos FD, Pedrosa L.** Magnésio e diabetes mellitus: Sua relação. *Clin Nutr* 2006; **25**: 554-62.

59. **Seelig MS, Heggtveit HA.** Inter-relações do magnésio na doença cardíaca isquémica: A review. *Am J Clin Nutr* 1974; **27**: 59-79.

60. **Sharma A, Dabla S, Agrawal RP, Barjatya H, Kochar DK, Kothari RP.** Serum magnesium: An early predictor of course and complications of diabetes mellitus. *J Indian Med Assoc* 2007; **105**(1): 16,18,20.

61. **Sheehan JP.** Deficiência de magnésio e diabetes mellitus. *Magnes Trace Element* 1992; **10**: 215-9.

62. **Sjolie AK.** Complicações oculares na diabetes mellitus tratada com insulina. *Ophthalmology* 1985; **63**: 2-76.

63. **Stutzman FL, Amatuzio DS.** Magnésio no sangue e no soro em cirrose portal e diabetes mellitus. *J Lab Clin Med* 1952; **41**: 215-9.

64. **Suarez A.** Diminuição da sensibilidade à insulina no músculo esquelético de ratos com hipomagnesémia. *Diabetologia* 1993; **36**: A82.

65. **Swaminathan R.** Magnesium metabolism and its disorders. *Clin Biochem Rev* 2003; **24**: 47-66.

66. **Tosiello L.** Hypomagnesaemia and diabetes mellitus. *Arch Intern Med* 1996; **156**: 1143-8.

67. **Villegas R, Gao YT, Dai Q, Yang G, Cai H, Li H, *et al.*** Dietary calcium and magnesium intakes and the risk of type 2 diabetes: The Shanghai Women's Health Study. *Am J Clin Nutr* 2009; **89**(4): 1059-67.

68. **Walter RM, Bhandarkar SD.** Trace elements in diabetes mellitus. *J Postgrad Med* 1981; **27**: 129-32.

69. **Walti MK, Zimmermann MB, Spinas GA, Hurrell RF.** Magnésio plasmático baixo na diabetes tipo 2. *Swiss Med Wkly* 2003; **133**: 289-92.

70. **OMS.** *Definition and Diagnoses of Diabetes,* 2005. http://www.who.int/ diabetes/publications/.

71. **Wu AHB.** *Tietz Clinical Guide to Laboratory Tests*, 4ª edição. Filadélfia, WB Saunders, 2006: 706-8.

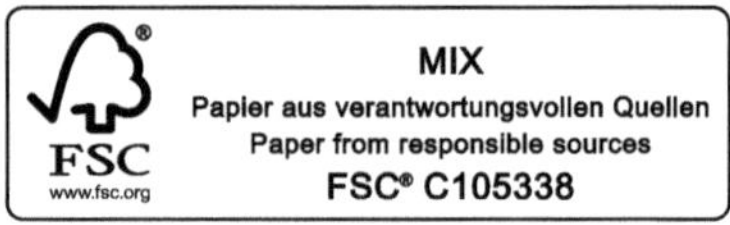

Printed by Books on Demand GmbH, Norderstedt / Germany